Viajar en Forma

Tips para viajar el mundo de manera saludable

Por

Berenice Suárez

Editora

Floribel Merced

Relevo de responsabilidad

El libro tiene como único propósito el educar y no como una sugerencia médica. Por favor consulte a su profesional de la salud antes de comenzar cualquiera programa de ejercicio, nutrición o programa de suplementación.

Visítanos en vivirsimpleysaludable.com

Para comunicarte con la autora, escribe a:

bereyflori@gmail.com

Tabla de Contenido

Introducción

¿Para Quién es este Libro?

A lo mejor eres de las personas que les gusta ir al gimnasio para mantenerse en forma, pero no tienes ideas en cómo ser consistente con tu rutina cuando vas de viaje. Tal vez eres de los que le gusta empacar su mochila, recorrer el mundo y después, regresar con el arrepentimiento y la misión de bajar esas libras que trajiste de regalo en tu estadía.

Puede que seas de las personas que están acostumbradas a ejercitarse en sitios cerrados y ahora tienes unos viajes exóticos con actividades al aire libre pero no tienes ideas en cómo balancear la diversión y la rutina de entrenamiento sin que te vean como un animal raro.

Posiblemente, eres del grupo que es bien disciplinado y listo para ir a la guerra todos los días contando calorías, pero te da terror pensar en el próximo viaje que tienes porque no sabes cómo enfrentar al enemigo llamado "antojitos" y las comidas provocativas de los lugares que planeas visitar.

Otro tipo de persona que puedes ser es el que no le gusta hacer ejercicios, pero se alimenta de forma balanceada y le gusta mantenerse en forma, pero no tiene idea que va a hacer durante los próximos viajes familiares porque temen hacer sentir mal a sus conocidos.

Por otro lado, está el grupo de personas que no saben decir "NO" y se dejan persuadir por lo que digan los demás. Por ejemplo, vas de excursión, la mayoría son personas que aman la gastronomía y son catadores profesionales, pero tú no quieres ser el punto de controversia luciendo el más "santo" porque nunca se deja llevar por las tentaciones.

Te has cuestionado, ¿Por qué se te hace fácil mantenerte en forma mientras vas al gimnasio, sigues un régimen alimenticio y cuando te vas de viaje tiras todo por la borda? ¿Por qué te cuesta tanto mantener los resultados cuando estás de viaje? Otras preguntas: ¿Vale la pena este sacrificio, cuando los demás a mí alrededor se disfrutan hasta la saciedad de las comidas y hasta se chupan los dedos frente a ti? ¿Por qué tengo que privarme de estos manjares, si cuando regrese puedo hacer ejercicios o meterme en uno de esos programas de rebajar de peso y perder esas libritas de más? Tal vez rebajes, tal vez no...

Ahora, a este tipo de razonamiento yo lo contesto con otra pregunta:

Si existen tantos programas buenísimos para el control de peso, ¿Cómo te explicas que la obesidad sigue en ascenso a nivel mundial y es la causante de las principales condiciones de salud, como: obesidad, la diabetes, el colesterol y las condiciones cardíacas?

¿Qué debes saber?

La industria del control de peso es billonaria y es el negocio es mantenerte dependiente de ellos y de

cierta forma hasta enfermo. Es un círculo que se repite
y no tiene fin.

Para pensar:

Compras una membresía y vas al gimnasio.
Luego, adquieres un programa de control de peso que
te asegura que perderás esas libras de más en X
cantidad de días. Pasaron las semanas y estás súper
feliz porque lograste ponerte en forma antes de irte de
viaje con tu familia. Cuando regresas te sientes
frustrado porque ganaste esas libras que perdiste.

¡Es un negocio redondo! A ellos les conviene
mantenerte consumiendo sus productos y no tanto el
educarte en tu diario vivir y mucho menos mientras
viajas. Si aprendes a hacerlo, ya no tendrán clientes a
quién venderle sus productos. Esto es sin contar el
alto costo de la salud cuando te enfermas y visitas al
médico.

Lo primero que tienes que entender es que tu
cuerpo es único, con características y necesidades
individuales. Tu cuerpo es perfecto. Por favor, no te
mires al espejo y te compares con las reinas de

belleza, los modelos de televisión, tu instructor de zumba, yoga o tu vecina que corre maratones. Aprende a amarlo, conocerlo y dirigirlo para que puedas lograr un balance y vivir una vida a plenitud.

¿Quién soy yo?

Soy Berenice Suárez, Entrenadora Personal Certificada y Health Coach. También soy directora del blog: _Vivir Simple y Saludable._

Desde pequeña me gustaban las actividades al aire libre y disfrutarme la naturaleza en compañía de mi hermano Raúl Eduardo y mis vecinos. Cuando cumplí los siete años de edad comencé a practicar el soccer, deporte típico en mi tierra, Barranquilla, Colombia. Al ingresar a la secundaria, fui parte del equipo de baloncesto y pude representar a la escuela por seis años consecutivos.

Luego me mudé a los Estados Unidos y todo cambió. Mientras estudiaba en la universidad en New Jersey llegué a estar en sobrepeso por más de 40 libras. Me sentía tan pesada e incómoda que comencé a hacer jogging. Al principio corría una milla y después fui aumentando hasta alcanzar las tres millas. Para mí fue un logro bien grande. Tal vez para otros era una meta insignificante, Pero para como estaba: me fatigaba y cansada todo el tiempo, esto fue un logro.

Mi pasión por los ejercicios y la buena alimentación aumentó después de la repentina muerte de mi hermano. Lamentablemente, a muy temprana edad perdí a mi madre y un buen tiempo después a mi hermano. No quería ser una estadística más en mi familia. Por lo que cuidar mi salud se convirtió en una misión de vida. Es por esta razón que decidí crear un blog de bienestar, poder escribir libros relacionados y ayudar a otros con intereses similares.

Entré a la carrera de entrenadora personal ya madurita. En otras palabras, no soy una jovencita de las que se ven en el gimnasio. Así que decidí continuar estudios y certificarme como "Senior Fitness Specialist" y como Health Coach. Las certificaciones que he logrado no sólo son para entender cómo mantener en forma mi cuerpo mientras voy cambiando físicamente, sino para ayudar a otras personas que, como yo, van entrando en la etapa de los tá.... 40, 50, 60.

Mi mensaje es: "Los genes establecen lo que podrías ser, pero tu estilo de vida determina en lo que realmente te conviertes"

¿Qué puedes lograr con este libro?

El propósito de este libro es poder compartir el conocimiento y las estrategias para mantenerte en forma en tu rutina diaria, ya sea haciendo ejercicios desde tu casa o mientras viajas. Quiero apoyarte a crear hábitos que puedas mantener y convertirlos en un estilo de vida. Creo en tener la misión de ayudar a las personas a tener un estado óptimo de salud.

La importancia de estar en forma

Muchas veces pensamos que estar en forma es lucir y verse bien frente al espejo, tener unos abdominales marcados o simplemente ser el más atlético a la hora de hacer ejercicios. Estar en forma es algo más que hacer ejercicios. Es tener la capacidad de vivir la vida a plenitud y a la máxima expresión de tu ser. Es no tener limitaciones o necesitar ayuda de otros para realizar tareas básicas, como: caminar, subir escaleras, actividades en la casa, vestirte, bañarte, cargar la compra del supermercado o realizar cualquier actividad recreativa con tu familia o tus mascotas.

En uno de mis viajes a Colombia pude darme cuenta de la importancia de estar en forma. Era mi segundo viaje en menos de un año corrido y no fue de vacaciones. La muerte en mi familia volvió a tocar mis puertas, pero esta vez fue la de mi papá.

En mi primer viaje, el calorcito rico que abraza a mi querida Barranquilla no me saludó, me abofeteó. Primero, porque viajé en el mes de noviembre y mi lugar de origen no tiene las 4 estaciones tan marcadas como en otros lugares por estar en el trópico. Además, la temperatura baja solo un poco a final de año. Segundo, permanecí todo el tiempo en el hospital al lado de mi papá.

En mi segunda estadía estuve caminando por más de 30 minutos, cargando compras tan pesadas como casi de 40 libras de peso y haciendo actividades al aire libre con temperaturas sobre los 35ºC/ 95º F. Gracias a mi buen estado físico y mental pude realizar todos los ajetreos que demandaron ese esfuerzo físico.

Quiero que sepas que tu estado físico y mental juegan un papel importante en tu vida. Está demostrado que las personas que se ejercitan constantemente y realizan actividades diarias pueden mantener un peso óptimo, son menos propensas a desarrollar condiciones cardíacas y otras enfermedades relacionadas. De la misma forma, mantener una buena salud retrasa el proceso de envejecimiento prematuro.

En otras palabras, una persona que se encuentra físicamente activa puede manejar mejor el estrés y otros factores que afectan su estado mental y emocional. Por eso es importante que crees un balance en tu estado físico y mental para poder enfrentar las situaciones que se presenten en tu vida.

Recuerda, los problemas y las situaciones siempre van a estar. La clave es cómo reacciones a ellos. Esa es la diferencia entre las personas que viven con estrés y padecen de una o varias enfermedades y las personas que los enfrentan, aprenden la lección, pasan la página y se disfrutan la vida.

Nosotros somos lo que pensamos: es la *Ley de atracción*. De hecho, muchas personas no se dan cuenta de la importancia de los pensamientos que siembran en su cerebro a cada instante. Te invito a que te evalúes un día y cuentes cuántas palabras negativas pronunciaste en una conversación o pensaste.

Lo que muchos no sabemos o no nos damos cuenta, es que la negatividad no sólo nos afecta mental sino físicamente. La razón es porque este tipo de pensamiento aumenta el nivel estrés, lo cual trae consigo enfermedades a corto, mediano o largo plazo.

Si quieres saber más sobre los beneficios ocultos del ejercicio, te invito a que leas mi libro: _"Resistencia Vs Cardio: Rompe el Mito para Adelgazar"_ . Así podrás conocer la diferencia entre en éstos dos tipos de ejercicios y cuál te brindará mejores resultados.

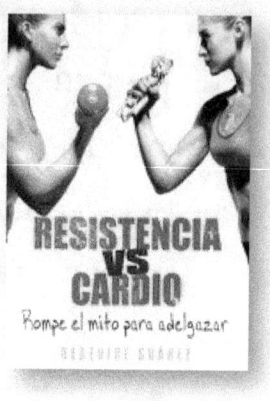

¿Qué es estar en forma?

La mente y el cuerpo no están separados. Así que es importante que logres mantener un balance para una buena calidad de vida. Cuando hablamos de un equilibrio nos referimos al desarrollo físico, psicológico, bienestar emocional y social. Para que lo puedas entender mejor; imagínate una mesa que tiene 4 patas y cada una de ella representa cada uno de estos factores.

¿Qué pasaría con la mesa si una de las patas se dobla o se rompe? Es obvio que la mesa se debilita, ¿verdad? Ahora, piensa que en vez de una

pata fueran 2 o más. Definitivamente, la mesa dejaría de tener un soporte completo y se caería al piso.

De nada sirve que tengas una carrera profesional exitosa o un excelente trabajo y ganes mucho dinero si no tienes tiempo y calidad de vida para compartirlo con tus seres queridos.

Esto fue lo que me pasó hace dos años cuando me mudé a Texas. Comencé a trabajar para una cadena de restaurantes como Gerente General en un área exclusiva de Dallas. Si lo ves a simple vista, tenía el trabajo bueno: un excelente salario, beneficios para toda mi familia, bonificaciones, status y oportunidad de crecer profesionalmente dentro de la compañía.

Lo que comenzó como un cuento de Disney terminó en pesadilla. Trabajaba largas horas y a veces con un solo día de descanso a la semana. Tenía hora de entrada, pero no de salida. Todo este cansancio y estrés empezó a acumularse en mi sistema en forma silenciosa.

El día de mi cumpleaños lo tomé libre. Teníamos una agenda para disfrutar el día a pesar del cansancio de trabajar tantas horas. Decidimos almorzar primero en la casa. Todo iba bien. De pronto, comencé a sentir que todo a mi alrededor se movía en cámara lenta, mi piel se tornó pálida, me sentí mareada y en cuestión de segundos casi me desplomo de la silla.

Después de éste gran susto y con ayuda de mi familia pude irme al sofá. Fue el momento en que me di cuenta de mi desgaste físico y de todo el estrés acumulado. Era mi cuerpo enviándome un mensaje contundente de parar y hacer algo inmediatamente. Jornadas de 12 a 13 horas sin parar, con muchas de ellas sin tiempo para comer, sin tiempo para ejercitarme de forma saludable o simplemente no tener el tiempo suficiente para dormir y descansar. Todo esto fue el detonante que impulsó a que yo generara un cambio en mi vida.

Cuando tienes momentos como éste donde sientes que te tocan la puerta y te preguntan: ¿Qué estás haciendo con tu vida? Y te piden cuentas por lo que tú tienes control, hay 2 opciones: **Haces un cambio real para lograr el estilo de vida que tú y tu familia se merecen o simplemente no haces nada al respecto y te sumas a las futuras estadísticas de salud.**

Quiero compartir una historia que te puede hacer reflexionar. Cualquier parecido con tu vida es pura coincidencia.

Era una vez un perro que se quejaba constantemente y el dueño no sabía la razón. Eran tantos los quejidos del perro viejo que el dueño decidió mover al perro del piso donde siempre estaba acostado. Para su sorpresa, se dio cuenta que había un clavo con la punta hacia arriba. Lo irónico es que el clavo era bastante grueso como para lastimar al perro y quejarse, pero no lo suficientemente largo como para que el perro se moviera y dejara de sufrir.

Muchas veces estamos en la zona cómoda como este perro y nos quejamos de libras demás que tenemos, de la salud, del gobierno, del trabajo, de los amigos, de la familia, de la pareja, en fin, fabricamos excusas para todo. Sin embargo, no nos damos cuenta que el control lo tenemos nosotros. Hay que comenzar a cambiar primero para poder ver cambios a nuestro alrededor.

Para poder lograr este balance tienes que crear un estilo de vida donde puedas modificar tus hábitos y tener la perseverancia suficiente hasta que tu mente y tu cuerpo los adopten de tal forma que sean ellos los que te lo pidan. ¡Esa es la clave! Así tendrás resultados reales y **duraderos** que podrás llevar siempre contigo, inclusive a tus propios viajes. Recuerda, si viajas saludable gozarás más al conocer al mundo.

Entre los hábitos que promueven estar en forma y retardar el proceso de envejecimiento prematuro tenemos:

- ✓ Comer comidas balanceadas, de preferencia productos frescos.
- ✓ Realizar actividad física regular, ya sea ejercicios o practicar algún deporte que te guste.
- ✓ Mantener un peso saludable.

- ✓ Dormir y descansar por lo menos siete horas diarias. Si no tienes el tiempo, toma siestas cortas durante el día.
- ✓ Moderar el consumo de alcohol.

Antes de practicar cualquier ejercicio es importante que consultes a tu médico para realizarte una evaluación física y asegurar que no tienes una lesión o condición que pueda empeorar tu salud. Una vez hagas este paso, comienza a realizar ejercicios progresivamente basados en tus necesidades y metas personales.

Ejemplo, comienza una o dos veces por semanas y después aumenta la frecuencia del ejercicio. Puedes empezar caminando en forma regular y después hacer caminata ligera.

Si no puedes hacer ejercicios o no te gustan, practica algún deporte que ayude a acondicionarte físicamente, a relajarte y que te brinde satisfacción personal. Lo importante es que muevas el cuerpo todos los días, si es posible.

Descubre tú por qué y recuérdalo

Cuando comienzas a hacer ejercicios o practicar algún deporte tienes toda la energía del mundo. Tu adrenalina está a su máximo potencial porque es algo nuevo, distinto, que te reta y te da placer. Pero a medida que pasan los días y la fiebre se va pasando, te sientes cansado, con pereza y muchas veces no lo disfrutas como antes. ¿Sabes qué? ¡No eres el único! Yo también me he sentido cansada, sin energía o con pereza.

Soy humana como todos ustedes y muchas veces el cuerpo y la mente me piden quedarme abrazada a mi almohada. ¿Quieres saber algo? Cuando la almohada me abraza muchas veces me dejo seducir. Pero luego en la semana hago mis ajustes.

Te voy a dar un ejemplo para que te relaciones conmigo. Regularmente hago ejercicios tres a cuatro veces por semana entre las 6 a.m. a 7 a.m. Mi esposa llega de la universidad cerca de las once de la noche. Mis dos perros, Bobby y Chispi, les gusta dar su última caminata cuando ella llega. Finalmente, terminamos todos acostándonos a las 12 a.m.

Cuando la alarma de mi celular suena, lo más que mi cuerpo quiere es quedarse durmiendo en esa cama calientita. Muchas veces siento una voz que me dice: *"quédate muchacha, esto está rico y vamos más tarde al gimnasio…"*. Es en ese momento que me acuerdo de mi por qué y me levanto como un resorte de la cama, me pongo los tenis y me voy a hacer ejercicios.

Como estoy consciente que me puedo quedar dormida, siempre tengo preparada mi ropa y mis tenis junto a la cama para entrenar. Así, no le doy oportunidad a mi mente para que fabrique una historia y termine saboteando mis tres o cuatro días de ejercicios. En lo que me visto rápidamente sigo afirmando y recordando mi razón de ejercitarme. Después de 45 minutos de entrenamiento me siento como nueva, con más energía, enfocada, lista para alimentar mi mente y comenzar a crear diariamente. Y claro, me doy mis palmaditas por haber sido leal a mí.

Yo no digo que trabajo, porque lo que hago no es un trabajo. Soy entrenadora personal, bloguera, ciudadana del mundo, una amante de la naturaleza y de los animales. Comienzo mi proceso creativo desde mi hogar, pero lo puedo hacer desde cualquier lugar. De hecho, el mundo es mi salón de clases.

Te digo, cuando haces lo que te apasiona, no sientes cansancio y te disfrutas el proceso sin importar los obstáculos. Te digo más, los obstáculos los terminas convirtiendo en retos para lograr tus metas. Amo la libertad de tiempo porque me permite convertir mi pasión en una herramienta para ayudar a muchos a ser libres y lograr sus sueños.

Si todavía no tienes claro cuál es tu por qué, te invito a que vayas a un lugar a solas con lápiz y papel. Tienes que esforzarte a escribir qué quieres de la vida y qué se requiere de ti como esfuerzo primordial.

Descubre una razón que te queme por dentro y te haga mover cuando te sientas cansado, sin fuerzas o tengas pereza. Voy a compartir contigo mi porqué para que se te haga más fácil entender lo que hago y te sirva de apoyo en esta jornada que vamos a trabajar juntos.

Mi mama falleció a los 46 años de problemas cardíacos cuando yo tenía 20. Su muerte me transformó la vida a tal punto que decidí dejar mi país y buscar nuevos caminos en los Estados Unidos. En el 1991 salí de Colombia en busca del famoso sueño americano para ocultar mi dolor y no pensar en las razones de la muerte repentina de una persona tan joven y llena de vida como era mi madre.

Después de tres años viviendo en New Jersey, no sólo empeoró mi nostalgia por mi familia y mi tierra, sino que aumenté las 40 libras que te mencioné. No estaba consciente de lo que comía, solo quería aliviar mi dolor y ansiedad. Todo era nuevo para mí, la cultura, el idioma, las personas, por lo que mi único refugio era la comida.

En una noche de invierno, mientras caminaba por el pasillo de Fort Lee High School en New Jersey, sentí una voz que me hizo enfrentarme con mi realidad que por años estaba evadiendo. Era Nelly, una señora argentina que poco a poco llego a convertirse en una de mis mejores amigas. Me preguntó en voz alta, en medio de todos mis compañeros: *"¿Vos eres casada?"* Le dije rápidamente: *"No, soy soltera."* Para mi sorpresa, me respondió en tono burlón: *"Che!, Pero vos pareces con ese cuerpo casada y con tres hijos."*

Hubo un silencio total por segundos. Para mi fueron una eternidad y el detonante para hacer un cambio radical en mi vida.

A partir de ese día, comencé a alimentarme mejor, a hacer ejercicios y a leer mucho. Tenía que fortalecer mi mente para que ella no jugara conmigo. Mi vida cambió por completo, al igual que mi cuerpo y mi mente. Después de varios años viajé nuevamente a Barranquilla a visitar a mi familia.

Mi hermano mayor, al igual varios miembros de mi familia, estaban en sobrepeso. No habían creado conciencia de lo sucedido con mi madre ni de las recomendaciones de los médicos para nosotros. Muchas veces pensamos que a nosotros no nos va a pasar. No me malinterpretes, yo creo en el pensamiento positivo, pero alineado con un plan de acción. Si no, entonces es pura paja mental.

En una tarde de noviembre, conducía mi carro camino a San Juan en Puerto Rico, cuando mi teléfono celular sonó. Era mi hermana menor dándome la noticia del fallecimiento de mi hermano Raúl a su corta edad de 42 años. Al igual que mi mama, murió de problemas cardíacos. Llegué a la casa y me senté en la marquesina a llorar.

Sabía que estaba enfermo, pero jamás pensé que se me iría como mi mamá. "Mano", como cariñosamente le llamaba a mi hermano, siempre soñábamos juntos con irnos juntos a viajar el mundo y conocer diferentes culturas. Es por eso que su último viaje lo realizó a Panamá. Era uno de sus sueños. Hoy, vivo su sueño, nuestro sueño de hermanos. Pero ahora, lo hago llevando un mensaje de viajar en estado óptimo.

En este último viaje a Colombia pude compartir con varios miembros de mi familia y amigos. Tuve la oportunidad de observar sus hábitos alimenticios y estilos de vidas. Muchos de ellos padecen de varias condiciones de salud y, aun así, no están dispuestos a hacer cambios reales.

Durante esos días encontré muchas tentaciones de la comida típica de mi tierra: pescado frito, arroz blanco, arepas, empanadillas, almojábanas, dulces típicos, panes, pasteles, sancocho, jugos con leche, entre muchos otros manjares de mi tierra.

El clima me quiso jugar una mala pasada. La temperatura era igual o hasta más altas que el trópico. Pero pude sobrellevar la situación. Logré hacer ejercicios con mis bandas y cuerda de saltar o "jumping rope." Además, el ejercicio cardio que realicé en caminatas durante mi permanencia en la ciudad.

Mí por qué era tan grande y tan fuerte que pude elegir comer saludable y ejercitarme sin dejar de disfrutar mi viaje y la belleza de mi tierra. Cuando mi mamá y mi hermano fallecieron, encontré mi razón principal. Preferí hacer cambios y no ser una estadística más en mi familia. Lamentablemente, estas decisiones hacen que nos separemos algunos familiares queridos. Pero era mi salud y mi vida.

Hoy tengo 46 años y gracias a Dios, estoy completamente saludable. Yo siento que vivo mi vida a plenitud. Adopté ser libre de cualquier condición cardíaca, de estar en forma física, mental y espiritualmente. Elegí viajar el mundo con mi hermano en mente; con nuestro sueño de hermanos en mi mochila.

No te comparto mi historia para que pienses que soy una heroína o me tomes pena, sino para crearte conciencia que en la vida lo único que tú tienes control es el "poder de elegir." De hecho, para poder viajar y conocer el mundo necesitas tomar la elección de estar en forma.

Te preguntarás: "Ok Bere, ahora dime: "**¿Qué tiene que ver el viajar con la salud?**" Bueno, necesitas tener el estado físico para subir una montaña, conocer lugares turísticos y realizar todo tipo de recreaciones que tu viaje requiera. Imagínate intentar hacer el Camino de Santiago en España, ver las pirámides de Machu Picchu, las de México o inclusive las de Egipto. También puede ser un viaje tan sencillo como ir a Puerto Rico y subir al Yunque o caminar por las calles del Viejo San Juan. Tal vez quieras caminar por New York o irte a esquiar a Colorado.

Cualquiera que sea tu viaje espectacular, lo vas a gozar más si decides optimizar tu salud antes de montarte en el avión.

El truco para mejorar tu estado físico

Para mejorar tu estado físico se requiere un cambio en tu estilo de vida. No me mal intérpretes, no te estoy pidiendo que hagas sacrificios que no puedas mantener, dietas locas o experimentos con tu cuerpo basados en el bisturí. Recuerda, menos significa más. En otras palabras, pequeños cambios constantes son más efectivos que cambios radicales que te frustren y te hagan rendirte rápidamente.

No soy partidaria de las dietas porque te privan de los macronutrientes esenciales que tu cuerpo necesita para realizar actividades básicas durante el día. En palabras más sencillas, no puedes dejar de comer carbohidratos, fibras y grasas. Lo que tienes que saber es elegir los alimentos malos para tu salud y reemplazarlos por los que te pueden dar una salud óptima.

Te voy a dar un ejemplo de mi actual desayuno y el que comía antes, cuando estaba sobre 180 libras. Usualmente, antes me levantaba entre 7 y 8 am.

Inmediatamente, me iba a la cocina a preparar una taza de café negro gigante. Mientras tanto, preparaba tres "pancakes" grandes de harina acompañados con huevos, salchichas y tocino frito. Claro, mi desayuno tenía que venir acompañado con abundante "syrup" o jarabe y "whipped cream" o crema batida. Por supuesto, me servía otra taza de café gigante con leche y azúcar.

¿Qué cambió?

Ahora es distinto. En la mañana me levanto a las 6 am y me voy al gimnasio o entreno en la casa. Después de 45 minutos regreso para prepararme un "omelet" o tortilla con vegetales, queso bajo en grasa y una tostada de pan integral junto a mi taza de café con leche de soya y azúcar de coco.

La diferencia no está solamente en lo que elijo para desayunar. También está en cómo me siento después de ingerir los alimentos durante todo el día. Antes, con ese desayuno alto en carbohidratos refinados y azúcar tenía hambre ya a las dos horas. Me daba cansancio y sueño durante todo casi todo el día. Parecía que arrastraba los pies al caminar.

Ahora, con mis nuevos hábitos, mi desayuno es alto en proteínas y me siento con más energía. Puedo estar fácilmente cuatro horas sin necesidad de comer. Lo mejor es que con la ayuda del ejercicio, mi cuerpo se mantiene quemando grasa durante todo el día.

Te digo, yo intenté dietas yo-yo, pastillas y cuanto invento mis amigos me recomendaban para bajar de peso milagrosamente, sin dejar de comer ni hacer algo de ejercicios. Uno quiere estar en forma y sentirse bien, pero la falta de conocimiento impide tomar elecciones sabias.

Es como un "rat race" o laberinto sin salida. Hay momentos en que tenemos tantas actividades que hacer; el trabajo, los hijos, la casa, preparar la comida, hacer la compra, hacer diligencias, estudiar, entre otros, que hacer ejercicios se hace casi imposible. El ejercicio pasa a convertirse en otro estrés, en vez de ser una herramienta para proveerte tranquilidad, vitalidad, energía y enfoque.

La experiencia con mi hermano me marcó la vida. Raúl tenía tres hijos y siempre estaba ocupado con su empleo regular y trabajos adicionales. Su enfoque principal era llevar dinero. Se le hacía difícil sacar el tiempo para hacer ejercicios y cuidar su salud. Eran tantas las ganas de progresar y darle una mejor calidad de vida a su familia que decidió irse a Panamá.

Panamá es precioso y tuve la oportunidad de compartir con mi hermano en ese país. Como siempre, Mano, trabajaba mucho, sin descansar. Laboraba en una escuela con lo que más le apasionaba, las computadoras. La última vez que lo vi estaba más delgado, tal vez cansado. Me confesó que al estar alejado de la familia no se alimentaba bien.

Un año después, mi familia me notificó que Mano había tenido que regresar a Colombia porque estaba enfermo y ya no podía trabajar más. Tan pronto regresó a Barranquilla, mi papá lo llevó al médico. Lamentablemente, ya era tarde, su condición de salud había empeorado tanto que era difícil para los médicos poder darnos esperanzas de vida. La conclusión de los médicos: "Si hubiese cuidado su alimentación y su estilo de vida tendríamos más opciones para poder ayudarlo. Ahora sólo podemos estabilizarlo."

Lo demás, es historia. En menos de un año, su salud se deterioró, complicándose no sólo su corazón, sino sus riñones y otros órganos vitales. Después de una prolongada estadía en el hospital, falleció a los 42 años de vida. Dejó 3 hijos y una viuda. Se convirtió en otra estadística más de mi familia. De nada sirvió tanto esfuerzo por trabajar y conseguir dinero, si descuidó lo más preciado que te da la vida, que es tu cuerpo.

Muchas personas me dicen sarcásticamente: "Para que voy a hacer ejercicios y alimentarme bien si como quiera me voy a morir." Por supuesto que todos vamos a morir, es un proceso de transición por el cual todos vamos a pasar. La diferencia es cómo quieres hacerlo y cómo quieres disfrutas el viaje a ese destino final.

Estoy segura que si aún estás leyendo este libro es porque quieres un cambio real y si estás dispuesto a ponerte los tenis, entonces comenzaremos este viaje juntos.

Te voy a dar unos pasos básicos para mantenerte en forma y mejorar tu calidad de vida:

- ✓ Tienes que sacar tiempo para hacer ejercicio. No pare más. Es importante que establezcas una rutina a la misma hora para crear un hábito. Cuando logras establecer el nuevo hábito, el cuerpo te va a pedir que lo realices una y otra vez. Por conclusión, la sensación de logro aumenta. Es un truco de los atletas.

✓ Debes ir al médico y hacerte una evaluación física completa para saber cómo estás. Es importante definir qué quieres lograr a base de tus metas y necesidades personales.

✓ Consulta a un entrenador personal para delinear un entrenamiento basado en tus metas individuales. Realizar ejercicios por tu cuenta puede causar lesiones o problemas físicos a largo plazo. También puede crear frustraciones al no hacer una rutina progresiva y con variabilidad que te permita obtener resultados permanentes. Recuerda, el músculo tiene memoria y debes modificar tu entrenamiento constantemente.

✓ Incorpora en tu programa de entrenamiento, ejercicios de estiramientos o flexibilidad, cardio y resistencia para obtener mejores resultados.

✓ Hidrata tu cuerpo durante todo el día. Evita las bebidas energizantes, gaseosas y de alto contenido en azúcar – horribles para adelgazar.

✓ Ingiere alimentos altos en carbohidratos antes e inmediatamente después del ejercicio. Ellos te darán el combustible necesario para entrenar.

✓ Evita el consumo de los alimentos procesados, con aditivos y preservativos. Estos son alimentos vacíos que sólo satisfacen el paladar inicial. Una vez bajan pasan de tu garganta al estómago, se convierten en chatarra que crea resistencia a la insulina, aumento en los triglicéridos, diabetes, obesidad y cáncer.

¡Importante!

Cuando vayas al supermercado escoge productos frescos como vegetales y frutas, de granos enteros y altos en fibra.

✓ Come en porciones pequeñas frecuentemente. Es importante que aprendas a escuchar a tu cuerpo. Él sabe cuando estás lleno y debes parar. También te dirá cuando tienes hambre y es tiempo de comer. No confundas hambre con sed. Muchas veces el no hidratarte correctamente te lleva a comer sin necesidad.

- *Haz esta prueba*: La próxima vez que sientas hambre y no hayan pasado ni 2 horas desde tu última comida, toma un vaso de agua. Te darás cuenta que era sed.

✓ Recuerda descansar y dormir bien. De nada sirve que comiences a realizar ejercicios, alimentarte bien si no descansas y reduces el nivel de estrés en tu cuerpo.

Estar en forma no es un lujo

Usualmente conocemos los beneficios exteriores, como un cuerpo tonificado y una mejor apariencia física. Pero es algo más que lucir bien. A veces no conocemos en detalle todo lo que nuestro cuerpo interior puede beneficiar a nuestro cuerpo exterior.

Aquí tienes algunos de los beneficios para la salud cuando estás en forma:

Salud Cardiovascular: Las personas que hacen ejercicio regularmente tienen un menor riesgo de contraer problemas cardiovasculares, comparado con

las personas que no realizan ejercicios. Como entrenadora personal te puedo decir que he tenido clientes que han bajado su presión arterial y niveles de colesterol después de haber comenzado una rutina *constante* de ejercicios.

Salud metabólica: Las personas que están en forma tienden a sufrir menos de problemas metabólicos comparados con las personas sedentarias. Usualmente cuando una persona tiene síndrome metabólico, tiende a padecer de una o más condiciones como: triglicéridos, colesterol, presión arterial y diabetes.

Salud mental: La negatividad se alimenta de la percepción incorrecta de lo que nos ocurre. *No puedes controlar tus circunstancias, pero sí cómo responder a ellas.* Si piensas que "todo está mal" o "nada va a funcionar," entonces debes cambiar tu forma de pensar.

✓ *¿Qué pasa cuando tienes pensamientos negativos o mucho estrés?*

Te voy a contar la historia que hace tu cuerpo. La hormona del estrés le dice a tu cuerpo que almacene grasa porque piensa que están bajo ataque. Esto cambia tu metabolismo y le envía un mensaje a tu cerebro de que hay que estar seguro de tener suficiente combustible para tomar decisiones rápidas porque hay un peligro rondando. ¿Puedes creerlo? ¡Hasta el cuerpo hace películas!

Por esta razón, al realizar alguna actividad física, ayudas a liberar la tensión de tu cuerpo y de tu mente. El cuerpo produce endorfinas que son la forma en que las hormonas expresan "sentirse bien", Cuando terminas de hacer ejercicios, oxigenas el cuerpo lo suficiente como para ayudarte a pensar positivo y vivir un estilo de vida saludable disipando la negatividad.

Reduce el riesgo del cáncer: El ejercicio puede disminuir el riesgo del cáncer porque reduce la inflamación y los niveles hormonales. De hecho, mejora la resistencia a la insulina y el funcionamiento del sistema inmunológico.

Quienes realizan ejercicios con un nivel de moderado a enérgico durante más de tres horas por semana disminuyen la inflamación en el cuerpo, lo que puede ayudar a reducir el riesgo de cáncer, ya que fortalece el sistema inmunológico. Por ejemplo, el ser inactivo aumenta el riesgo de algunos tipos de cáncer que hacen uso de las hormonas para crecer y diseminarse, tales como el cáncer de mama y el cáncer de útero.

Mejora la densidad del hueso: Los huesos, como los músculos, son tejidos que responden al ejercicio y se fortalecen cuando alcanzan una mayor densidad ósea (*el nivel más alto de consistencia y fuerza de los huesos*) que las personas que no hacen ejercicio. La mayoría de las personas alcanzan su punto máximo de densidad ósea entre los 20 y los 30 años de edad, y a partir de esa edad la densidad ósea comienza a mermar.

Cuando eres mayor de 20 años de edad puedes prevenir la pérdida de la densidad del hueso haciendo ejercicios, ya que el ejercicio físico permite mantener la fuerza muscular, la coordinación y el equilibrio. Por tal razón, evitas caídas constantes y fracturas porque el músculo está fortalecido y sirve como un colchón protector.

Como verás, los beneficios de estar en forma cuando realizas ejercicios son muchísimos. Aquí te mencioné algunos de ellos, pero si quieres conocer más, te invito a que leas mi libro: *"Resistencia Vs Cardio: Rompe el mito para adelgazar"* donde encontrarás información detallada.

¿Dietas? Eso no sirve

Esta es mi contestación todos los días cuando la gente me ve comiendo saludable. La mayoría me pregunta: ¿Estás a dieta? Te soy honesta, yo personalmente, no creo en las dietas y te voy a explicar la razón: *No sirven.*

Las dietas y el control de peso son una industria billonaria. Tienes que crear conciencia de este punto que te voy a hablar y que he mencionado en otros de mis escritos.

Anualmente, las compañías venden miles de trotadoras, bicicletas, elípticas y membresías de gimnasio. A ellos les conviene tenerte haciendo ejercicio cardio por 60 minutos o más tiempo, porque después de quemar las calorías terminas con un hambre que te comes el doble de las calorías que perdiste en la máquina y más.

Si no lo has notado, te invito a que vayas a cualquier gimnasio y veas las secciones que tienen. El área de cardio, con todas sus variedades de máquinas estáticas y salones, representa el 70% aproximadamente de un gimnasio. Mientras que el área para ejercicios de resistencia es sólo un 20%, ya que el otro 10% es exclusivo para los entrenadores personales que hacen acondicionamiento físico con clientes que pagan por secciones individuales o de algún tipo de modalidad de ejercicios.

No quiero que me malinterpretes y pienses que estoy en contra de los ejercicios cardio. Yo soy amante de las actividades al aire libre y siempre recomiendo a todas las personas correr bicicleta, trotar, nadar y caminar. Estos son ejercicios básicos que deben estar en cualquier programa de entrenamiento.

Así como los ejercicios cardio están entrelazados a la industria del control de peso, de la misma forma lo están el grupo de los programas de dietas. Una de las razones por la cual las dietas no funcionan es porque son iguales para todas las personas. Primero, hay que entender que todos somos genéticamente distintos y nuestras necesidades son diferentes a los demás. Es la **bio individualidad**.

Muchas personas cometen el error de pedirle consejos a sus familiares y amigos sobre dietas o ejercicios que ya están realizando. Lo que le funciona a otra persona no necesariamente te va a funcionar a ti. Puede que rebajes y te sientas bien por un tiempo, pero mira lo que pasa después de unos meses con tu cuerpo...

Te voy a dar un ejemplo sencillo. Las dietas se enfocan en contar calorías. Quiero que sepas que éste es uno de los errores más grandes que cometemos al tratar de adelgazar.

Si comparas una banana mediana con una galleta chocolate chip, ambas tienen más o menos 150 calorías. ¡No hay problema! Tienen el mismo índice calórico, pero si vamos a los detalles, te darás cuenta que la banana es una fruta fresca y su contenido de azúcar es derivado de la fructosa, azúcar en su estado natural. Por otro lado, la galleta está procesada con preservativos, aditivos, colorantes artificiales y azúcar procesada. Esto es sin contar el nivel alto de grasas y carbohidratos.

Recuerda esto:

80% nutrición | 20% ejercicios

El secreto es crear un balance entre las actividades y las comidas que te gustan, así podrás alcanzar tus metas de estar en forma sin que te sientas miserable en el proceso.

Esta ecuación la vas a adaptar a tus necesidades y metas personales. Tu puedes comer de todo, la clave es mantener la porción correcta en tu plato, hacer selecciones saludables en pequeñas y frecuentes cantidades. Claro está, no olvides colocarte los tenis y mover el cuerpo.

No hay dietas milagrosas que te hagan desaparecer 20 libras en una semana de forma segura. La clave está en cambiar tus hábitos alimenticios. En este último viaje a Colombia estuve rodeada de muchas tentaciones en todo momento. Pero cuando tú creas un nivel de conciencia, tu propio cuerpo te reclama y te avisa.

Aquí tienes una muestra de lo que elegí comer:
- ✓ Pescado guisado por pescado frito.
- ✓ Pan integral por pan blanco.

- ✓ Agua por refresco o jugos con azúcar regular.
- ✓ Pollo a la plancha por pollo frito empanado.
- ✓ Papas hervidas por papas fritas.
- ✓ Carbohidratos en el desayuno y almuerzo en vez de la cena.
- ✓ Pastelillos horneados por fritos.
- ✓ Ejercicios con Bandas al comenzar el día para energizar mi cuerpo.

Importancia de estar en forma cuando viajas

Sería tonto no considerar estar en forma física y mental cuando te estás preparando para viajar, ya sea de placer o de negocios. No olvides que tu calidad de vida se empeora en la medida que tu salud se deteriora. Lo cual te limitará a realizar algunas actividades durante tu viaje.

Como viajero, querrás conocer lugares, tener la libertad de tener nuevas experiencias que puedes maximizar, sólo si estás en forma para responder a los factores externos que pondrán a prueba tu estado físico.

Prepararte físicamente es tan importante como preparar las maletas o el itinerario. No importa que tan relajado y placentero sea planear tu viaje, vas a necesitar algo de ejercicios. Entre ellos, el estiramiento y flexibilidad para recuperarte de las horas de espera en el aeropuerto, de estar sentado dentro del avión y el tiempo que te tome el transporte al hotel o el sitio donde te vayas a hospedar. Esto sin contar las situaciones que te puedan generar estrés.

Recuerda, muchas veces algo no salió como lo tenías planeado y estaba fuera de tu control como lo puede ser el retraso del avión, accidentes en la carretera y problemas mecánicos del auto que te iba a transportar al aeropuerto.

En mi viaje a Colombia fui al mercado y cargué la compra de unas 40 a 50 libras por más de 30 minutos con una temperatura sobre los 35ºC/ 95º F. Realicé actividades al aire libre y caminé bastante. Cuando llegué al aeropuerto de Miami tuve que cargar maletas, hacer inmigración y caminar por más de una hora rápidamente para no perder mi conexión con Dallas. Gracias a estar en forma pude hacer todo sin cansarme y sin dejar de disfrutar el viaje.

Comienza a delinear tu viaje. Por ejemplo, ¿Cuántas maletas vas a llevar? ¿Tienes un vuelo directo o con varias escalas? ¿Planeas quedarte en un solo sitio o vas a recorrer varias localidades? ¿Vas a estar en una misma habitación o harás cambios durante la misma estadía? Si vas a ser parte de una excursión, ¿Tienes copia del itinerario con todas las actividades diarias? ¿Sabes si toda la transportación, las comidas, las bebidas y las entradas a los sitios están incluidos o sólo a los eventos principales? Una vez tengas esta información se te hará más fácil planificar y disfrutar al máximo tu viaje.

Si te estás preparando para viajar a un destino exótico que demanda de un intenso esfuerzo físico es importante que visites a tu médico para realizarte un examen físico y verifiques si tienes tus vacunas al día para poder entrar a otro país.

Recuerda visitar a tu dentista, pero no permitas que te haga extracción de muelas, tratamiento de "root canal" o de endodoncia 12 horas antes de viajar.

Según los dentistas explican, cada vez que se abre un diente, una pequeña burbuja de aire puede entrar. Como consecuencia, el gas atrapado se expande cuando estás en el aire o avión. Esto sumado a los cambios en la presión atmosférica te puede producir dolor extremo en el diente que convertirá tu viaje en una agonía.

Recuerda que, aunque tengas un excelente estado físico y hagas ejercicios con regularidad es importante tener una lista de lugares de atención médica de los países que vas a visitar. Por ejemplo, en los Estados Unidos si vas a Google Search, la "County Medical Society", te provee una lista de los especialistas entrenados.

Si te vas a realizar trabajos de laboratorios, comunícate con el departamento de turismo del país que visitas para que te den la lista de los laboratorios oficiales con su nombre y dirección. Ellos te realizarán los exámenes y enviarán los resultados a tu médico el próximo día vía fax o email.

Si quieres tener tranquilidad mental y asegurarte de tener información de médicos que hablen español y detalles del país que vas a visitar, te recomiendo que visites la página de *IAMAT,* organización sin fines de lucro que te ayuda en esta área.

Es importante que investigues y aprendas detalles del país como sus comidas, clima, flora, fauna y costumbres. Si padeces de algún tipo de alergias o el clima favorece la proliferación de insectos debes estar preparado para no enfermarte.

En uno de mis pasados viajes de emergencia a Colombia para ver a mi papá que estaba enfermo, no tuve la oportunidad de planificar mi viaje. Al llegar no estaba preparada para la ola de mosquitos de la época. Estuve una semana sin protegerme con repelente para insectos y recibí picaduras en todo mi cuerpo. Al regresar a mi casa, empecé a sentirme enferma.

Decidí visitar al médico y así fue que nos dimos cuenta que había contraído el virus de

"Chikungunya." El tener un sistema inmunológico fuerte me hizo recibir un tratamiento rápido y efectivo, por lo que pude recuperarme en menos de 2 semanas.

Descubre los beneficios al momento de viajar

En el artículo *"Descubre los beneficios al viajar"* de mi blog, psicólogos y terapeutas afirman que viajar, conocer nuevos lugares, culturas y relacionarte con otras personas sea por placer o de negocio tiene efectos positivos en tu salud. Esto lo podemos comprobar cada vez que realizamos algo distinto en nuestro tiempo libre y nos salimos de la rutina. No necesitas hacer un viaje largo. Simplemente con hacer turismo local puedes notar una mejoría en tu estado físico y mental inmediatamente.

Por ejemplo, irte el fin de semana a visitar museos, zoológicos, acuarios, mercados locales, ir a un parque y hacer un picnic. A veces olvidamos que caminar por la ciudad puede traernos nuevas experiencias como también el ir a la playa o al lago, visitar un viñedo o ir a festivales locales.

Un domingo fuimos con unos amigos al "Festival de la Paella Española" en Grapevine, Dallas. Llegamos al medio día con nuestra neverita y sillas de playa justo a tiempo cuando comenzó la preparación de paellas. Tuvimos la oportunidad de conocer personas del Sur y Centro América, España, Puerto Rico y Cuba. Pudimos tomar fotos en el momento en que los chefs se inspiraban para hacer la paella más original.

El enfoque del evento eran las paellas, pero no podía faltar la sangría, el queso manchego, las aceitunas, el pan y los flanes. Pasamos un día espectacular donde no sólo nos olvidamos de la rutina diaria, sino que tuvimos la oportunidad de compartir y conocer más latinos en el área de Dallas, aprender de sus culturas, escuchar anécdotas, reírnos y planificar el próximo evento.

Salud y bienestar

Los viajes que realizamos ya sean cortos o largos, tienen una gran cantidad de beneficios en nuestra salud y bienestar. Cuando visitas un nuevo país o regresas a uno que ya has visitado te sales de la rutina; tienes la posibilidad de descansar y relajarte porque estás lejos de tus responsabilidades. Viajar libera tu mente, mantiene tu cuerpo relajado y te ayuda dormir mejor. Otro detalle es que viajar mejora la circulación de la sangre, los latidos del corazón, disminuye la presión arterial y fortalece el sistema inmunológico. *¡Wow! A viajar se ha dicho.*

Existen múltiples beneficios para tu salud física, mental y espiritual al viajar. Lo importante es colocarte los tenis y salir a explorar el lugar, ver dónde están las actividades y sitios turísticos. Te darás cuenta que es mejor que quedarte en el hotel viendo televisión. Según *Kaplan University* y *Easytobook*, viajar trae infinidad de beneficios a tu salud como lo son:

✓ Reduce en un 32% los ataques al corazón en los hombres.

- ✓ Reduce en un 50% los ataques al corazón en las mujeres.
- ✓ Mujeres que toman una sola vacación cada 6 años son ocho veces más propensas a desarrollar condiciones cardíacas o tener un ataque cardíaco comparadas con mujeres que toman vacaciones cada dos años.
- ✓ 75% de los ejecutivos o profesionales consideran que viajar previene el agotamiento.
- ✓ La tasa de salud de los viajeros es 1 punto más alta (en una escala del 1 al 5).
- ✓ 21% de los hombres son menos propensos a morir más jóvenes si toman vacaciones.

Espiritual y mental

Al estar en contacto con la naturaleza, visitar galerías, museos, en fin, cambiar del entorno donde vives, tienes la oportunidad de liberar el estrés, lo cual reduce los niveles de cortisol en el cuerpo. Al hacer ejercicio, ya sea mediante una rutina de entrenamiento o haciendo actividades recreativas puedes liberar endorfinas, los neurotransmisores que te dan la sensación de bienestar y alegría.

La mayoría de las personas se enfocan en los beneficios recreacionales sin darse cuenta que el viajar es un modo de descanso y estímulo fisiológico. Cuando viajas tu alma y tu espíritu se engrandecen porque experimentan un cambio interior que proviene de la reflexión, meditación y apertura a nuevas culturas, creencias y formas de ver la vida distinta a las que ya tienes antes de viajar. Aprendes a valorar, respetar, tolerar y entender a otras personas, aunque no compartas su forma de ser o pensar. Si a eso le agregas tiempo para estar contigo mismo, la experiencia será más enriquecedora porque tendrás la oportunidad de conectar con tu ser y descubrir cosas que estaban en tu subconsciente.

Los viajes al campo, al bosque o alguna reserva natural con niños mejoran sus habilidades sociales, propicia el trabajo en equipo y estimula la creatividad ya que están alejados de la Internet. El contacto con la naturaleza les ayuda experimentar madurez, independencia y autoestima. Al enfrentar situaciones nuevas, los niños tienen la oportunidad de aprender a manejar problemas, crear destrezas y desarrollar su inteligencia mental y emocional.

No te puedes dar el lujo de no vacacionar: Son enormes los beneficios en tu crecimiento espiritual y mental mientras viajas:

- ✓ Mujeres que no toman vacaciones son el doble de propensas a sufrir de depresión.
- ✓ Las personas tienen más creatividad cuando están alejados físicamente de sus problemas.
- ✓ 86% de las personas que viajan tienen una actitud positiva de ver la vida.
- ✓ 89% de los niveles de estrés se reducen después de 1 a 2 días de viaje.

Económico

Cuando viajas y estás en forma puedes caminar en vez de tomar el bus, un carro o taxi. Al caminar, además de oxigenarte, tienes la oportunidad de tomar fotos, entrar a los negocios locales, comprar productos más económicos de los pequeños comerciantes. Puedes disfrutar el viaje porque observas los pequeños detalles de los sitios y culturas que estás visitando.

De hecho, es común ver lugares donde te alquilan bicicletas para conocer la ciudad. Esta es una excelente opción porque te ayuda a ahorrar dinero, estar en forma y mantener el medio ambiente limpio.

Al visitar los mercados locales conseguirás productos frescos y más económicos porque los compras directamente de los agricultores. Es fantástico tener la oportunidad de conocer y hablar con personas locales que te pueden recomendar sitios para visitar buenos y económicos, fuera del área turística.

En un viaje realizado a Panamá me fui con mi hermano a varios negocios locales para realizar algunas compras. Aprovechamos para visitar el canal de Panamá y varios sitios turísticos en los alrededores. Luego, nos fuimos a cenar con unos amigos que viajaban por razones de negocio conmigo.

Te puedo decir que todos los sitios que visitamos, incluyendo el restaurante para la cena eran negocios locales que mi hermano conocía. Ese día tuve la oportunidad de conocer más y gastar menos dinero que las demás personas que estaban viajando conmigo.

Comunicación y socialización

La idea de irnos de viaje es alejarnos de la rutina diaria y conocer nuevas culturas y socializarnos. Cuando estás fuera de tu país y visitas un lugar donde tienen otro idioma y cultura te das cuenta que tus creencias son un reflejo de lo que te han enseñado y no necesariamente es lo correcto para otras personas. Descubres que sus costumbres, forma de pensar y valores son distintos al tuyo. Te das cuenta que el estar en contacto con ellos te obliga a salir de la zona cómoda y entenderlos sin ningún tipo de prejuicios. Esta experiencia te ayuda a expandir tu mente y a mejorar tus relaciones con los demás, a ser tolerante con todos, no importa que piensen o sean como tú.

Si viajas en compañía de tu pareja y otros miembros de tu familia es una buena oportunidad para mejorar tus relaciones con ellos. Alejado de todo y sin el ajetreo de la rutina diaria puedes compartir sin interrupciones de aparatos electrónicos y agendas cargadas de trabajo.

Según la página de viajes *Easytobook*, las personas mejoran la comunicación y socialización cuando viajan. De hecho, el viajar con la familia es una de las mejores experiencias en las que puedes invertir tu dinero. Mira los resultados de este sondeo:

- ✓ 50% de las personas dicen sentirse reconectadas con su familia después de viajar.
- ✓ 86% de las parejas dicen que su relación sigue siendo romántica por los viajes juntos.
- ✓ 63% de las parejas dicen que el viajar mantiene la relación de pareja más duradera.
- ✓ 53% de los jóvenes creen que el vacacionar une más a sus familias.
- ✓ 49% de los adultos reconocen que las memorias de sus vacaciones cuando niños se mantienen vivas.
- ✓ 78% de los niños que viajan con sus abuelos dicen que tienen más tiempo de calidad con ellos.

✓ 80% de los viajeros reconocen con sus viajes más impactantes han sido con su familia y amigos.

Profesional e intelectual

Cada vez que viajas y llegas a otro país con sus costumbres, tradiciones y valores distintos a los tuyos, tu mente tiene que adaptarse rápidamente a ese nuevo ambiente. Si el idioma que hablan es distinto al tuyo, el desafío es aún mayor porque tienes que buscar canales para poder comunicarte. Eso expande tu cerebro. Es importante que planifiques bien estos detalles para poder hacer de tu estadía una placentera y que aprendas al máximo de la nueva cultura.

Este proceso de adaptación te va a ayudar a crecer profesional e intelectualmente. Muchas personas después de visitar un país se enamoran de la cultura en tal forma que terminan mudándose, visitándolo frecuentemente, aprendiendo el idioma o estableciendo relaciones de amistad que permanecen por años. En otras palabras, el viajar te abre la mente, mejora la comunicación, planificación, adaptabilidad y fomenta el trabajo en equipo.

La documentación evita la especulación. Por eso me gusta presentar estadísticas o estudios realizados por instituciones como la presentada por *Kaplan University*. La universidad habla sobre los beneficios profesionales y de educación al viajar:

- ✓ 67% de los estudiantes que aprenden un idioma extranjero en el exterior siguen utilizando ese lenguaje con regularidad.
- ✓ 86% de los estudiantes está de acuerdo que viajar es parte vital de su educación.
- ✓ 83% de las mujeres que trabajan en el extranjero creen que mejorará su carrera.
- ✓ 66% de los estudiantes que viajan al extranjero alcanzan grados más altos.

Consejos para mantenerte en forma mientras viajas

Si estás en forma lo importante es mantenerte durante el viaje y no ganar libras de más. Si te preparas y planificas bien puedes mantenerte, y en algunos viajes hasta perder peso. Usualmente, cuando la gente considera estar en forma mientras viaja piensa en evitar las comidas y bebidas del "vending machine" o máquinas dispensadoras y no en actividades físicas. La realidad es que son dos cosas completamente distintas.

Antes de pensar en mantenerte en forma mientras viajas, debes mirar atrás a tus actividades diarias. Así sabrás si estás cualificado para comprometerte durante el viaje y continuar con tus hábitos de nutrición y ejercicios. ¡Tienes que ser realista! Con esto no quiero ser pesimista pero no pretendas lograr en un viaje lo que no estás acostumbrado a realizar en tu rutina actual.

Después de evaluar tu estilo de vida, formúlate estas preguntas para asegurarte que estás comprometido en estar en forma mientras viajas:

- ✓ ¿Estoy interesado en realizar actividades de acondicionamiento físico al aire libre sin contar con el gimnasio del hotel?
- ✓ ¿Estoy dispuesto a evitar las comidas rápidas o de "vending machines" y seleccionar productos frescos de mercados o negocios locales durante el viaje?
- ✓ ¿Estoy consciente que, al considerar mi alimentación como prioridad, estoy ayudando a ahorrar dinero mientras viajo?

Si contestaste positivamente a estas preguntas, estás comprometido 100% en mantenerte en forma. Parece tonto, pero es bien importante que mantengas estas preguntas en tu mente porque van a venir las tentaciones y las burlas de las personas cuestionándote tu estilo de vida.

En mi estadía en Barranquilla, muchas personas me cuestionaron porque tomaba solamente agua durante todo el día y si no me cansaba tomar algo que no tenía sabor. Cuando fuimos a comer a diferentes restaurantes locales, todos me miraban sorprendidos de la porción de los alimentos en mi plato y la forma en que le pedía a los meseros que me prepararan la comida.

De hecho, en varias ocasiones me decían en forma de broma: *"Yo no sé por qué te preocupas tanto con la dieta y te fijas tanto en lo que comes, mírate cómo estás de flaca."* Yo le contestaba sonriendo: "Por eso mismo es que estoy así porque me alimento de la forma correcta. Yo no quiero ser una estadística más en mi familia."

No es dejar de comer, es saber elegir los alimentos de forma correcta

---

Te menciono algunos ejemplos de elecciones saludables que realizo mientras viajo. En mi último viaje, a la hora del desayuno ordené huevos revueltos con cebolla, tomate, dos tostadas y café con leche de soya. El menú tenía la opción de ordenar los huevos fritos y podía estar acompañado de salchichas, tocino, chicharrón, papas o yuca fritas. El café lo tenían disponible con leche entera. Sin embargo, decidí opciones más beneficiosas. Para comenzar el día te recomiendo un desayuno alto en proteínas para agilizar el metabolismo y tener energía. Además, mantiene tu sensación de llenura por más tiempo durante el día.

A la hora del almuerzo pedí pescado guisado con vegetales, media porción de arroz y aguacate. La porción del pescado, que es la proteína, vegetales y aguacate fueron un 75% del plato y el arroz que es carbohidrato fue un 25%. El menú tenía la opción de ordenar el pescado frito y podía estar acompañado de patacones, plátano maduro o papas fritas. Yo elegí lo que mi cuerpo necesita y eso es en lo que tenía que enfocar.

A la hora de la cena fuimos a un restaurante de comida rápida y ordené dos "chuzos" de pollo o pollo al grill en palitos. En aquel tiempo no era vegetariana. Casi no comía carne y si lo hacía era blanca.

El menú tenía disponible el pollo sin palitos al plato acompañado de papas fritas, *"bollo limpio,"* lechuga, salsa de tomate, mayonesa, mostaza y salsa de piña. Tenía la opción de hacer el combo agrandado con tres tipos de carne: chorizo, carne de cerdo y salchichas.

Cuando es la media mañana o por la tarde, es bien típico en mi tierra, Colombia, tomarse un café con un "snack" o aperitivo. Es aquí donde la tentación es bien grande porque la comida colombiana es riquísima pero alta en azúcar y carbohidratos. Si vas a una panadería o restaurante vas a encontrar una gran selección de panes, pastelillos, arepas y postres entre otros.

Como siempre te he mencionado, no creo en las dietas porque para mí significan prohibirte de las cosas que te gustan y tu subconsciente lo asocia como castigo. Por lo tanto, tan pronto venga un momento como éste, si estás en una dieta, te vas a comer todo lo que encuentres. Así que mi recomendación es seleccionar un aperitivo que te guste y de todas las opciones posibles *escoge la más saludable*. Si esta no es posible, comes un día algo que te guste y el próximo día te vas con algo más saludable. Recuerda, es un balance.

En el aeropuerto de Barranquilla, mi tía que es igual de amante al café como yo, me llevó al supermercado Carulla. Allí tenían de todo para escoger: arepa de huevo, arepas asadas con queso, almojábanas, buñuelos, pan de bono, carimañolas, empanadas, pasteles, panes, postres, en fin, de todas las delicias de mi tierra.

Como era mi primer día de vacaciones, me comí una arepa asada con queso y café con leche de soya. No te niego que me la saboreé como nunca. Sin embargo, tenía el resto de los días para hacer los ajustes necesarios en mi alimentación.

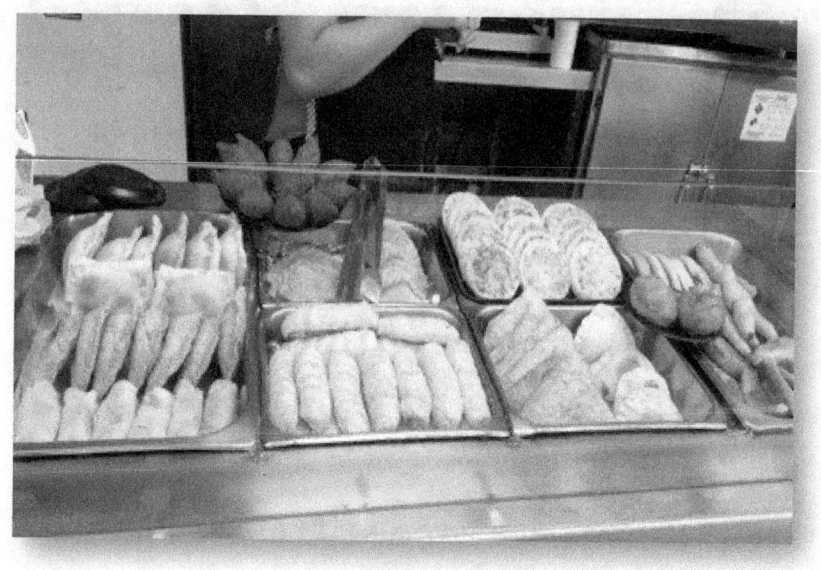

Les tengo que decir que regresamos a ese sitio dos veces más. En las otras ocasiones ordené café por supuesto con empanadilla de espinaca horneada y el otro día una almojábana.

En los aeropuertos las opciones para comer son más limitadas por el tiempo de espera en los sitios de comida, la distancia de los terminales, el horario de los vuelos y la disponibilidad de restaurantes en el área asignada para esperar el vuelo. Cuando viajas en algunos lugares no puedes traer comida de afuera, todo lo tienes que comprar después del área de "Check-in" o abordaje.

Yo te recomiendo comprar alimentos que puedes llevar contigo dentro del avión y puedas comer, de ser necesario. Las mejores opciones son nueces, almendras, frutas, yogur o un surtido de varias de ellas. En mi espera en el aeropuerto de Miami seleccioné una bandeja mediterránea con agua, la cual me brinda energía durante el resto del viaje y me mantiene llena.

A la hora de comer dentro del avión pedí una "Chicken Caesar Salad" o ensalada César con pollo con el aderezo aparte, de esa forma controlo la porción. El menú tenía dos opciones: Ensalada César con pollo o sándwich de jamón y queso en pan baguette. Yo elegí la opción más alta en proteínas, con vegetales y menos carbohidratos simples.

Si estás comprometido en mantener un estilo de vida saludable debes seguir unos pasos para crear hábitos que te generen resultados permanentes:

Para y mira tú plato: ¿Cómo comes?

Aliméntate con comidas pequeñas y frecuentes:

Es importante ingerir de 3 a 5 comidas diarias, incluyendo "snacks" o meriendas. Mantén un diario de las comidas para que puedas recuperarte de los días donde ingeriste carbohidratos o azúcar de más. Recuerda aumentar la ingesta de frutas, vegetales, almendras y nueces.

Al comer constantemente tu metabolismo se mantiene activo y quemando más calorías durante todo el día.

Restringirte de muchas comidas o de los macronutrientes que tu cuerpo necesita para las actividades básicas diarias, hará que termines forzándote a comer otros alimentos que te pueden llevar a ganar peso nuevamente.

✓ *Importante:*

Puedes adaptar todas estas recomendaciones a los países que visites. La clave es aumentar el consumo de granos enteros y proteínas en el desayuno, enfocarte en comer ensaladas con aderezos bajos en grasas, mantener a la mano meriendas, como: nueces, manzanas y "peanut butter" o mantequilla de cacahuate. Esto evitará que comas lo que encuentres si sientes hambre y no tienes nada saludable contigo. Por último, sustituye los postres altos en azúcar procesada por otros que contengan frutas frescas.

En otras palabras, la regla de oro es:

"Comer como rey, almorzar como príncipe y cenar como mendigo."

Te presento tu compañera inseparable: el agua.

Es bien importante mantenerte hidratado, en especial cuando estás realizando actividades al aire libre durante el viaje. Recuerda tener contigo una botella para el agua, así ahorrarás dinero comprando agua en todos lados y ayudas al medio ambiente al no usar tanto plástico. No olvides que al viajar vas a estar físicamente más activo, por lo cual necesitas hidratarte con más frecuencia.

¡No confundas sed con hambre!

Esto es clave.

Muchas personas me dicen que comen constantemente porque se la pasan con hambre. Cuando les pregunto, ¿Qué cantidad de agua toman al día? Me doy cuenta que no se hidratan correctamente. Y me refiero específicamente al agua, no refrescos carbonatados, jugos y otras porquerías de bebidas que dan energía. El secreto es cuando sientas hambre, tómate un vaso de agua y si dejas de sentirlo es porque estabas deshidratado.

Negocios locales: tus mejores aliados

Te sorprenderás de la variedad de artículos que te ofrecen los mercados y negocios locales. El principal beneficio es que dan la oportunidad de comprar los productos frescos y más económicos directamente de la mano de los agricultores locales. Al ser frescos tienen alto contenido nutricional, por lo tanto, te vas a alimentar mejor y ahorrarás dinero.

Recuerda siempre comer frutas y vegetales en tus comidas, esto te mantendrá el metabolismo activo y con energía durante todas las actividades de tu viaje.

Bájate de las ruedas y aprecia el paisaje

Me refiero a que te bajes del bus, del auto o de vehículos que no sean patines o bicicletas. Cuando caminas puedes disfrutar del paisaje, la naturaleza y apreciar los sitios y conocer más de la cultura local. Usualmente, cuando viajas en excursiones ves solamente los lugares turísticos en vista rápida porque ellos tienen una agenda diseñada con tiempo limitado.

Cuando caminas la ciudad aprecias todos los detalles de los sitios, puedes detenerte a preguntar a las personas, tomarte fotos, grabar videos, escribir, compartir con otros viajeros anécdotas que van a darle otro giro a tu viaje. En adición, puedes pedir recomendaciones a las personas locales de sitios claves para visitar o lugares para comprar artículos típicos.

Además de disfrutar del viaje, ahorras más dinero porque no tienes que pagar por transportación y contribuyes al medio ambiente. De igual manera, te mantienes en forma porque estás haciendo ejercicio, lo cual libera endorfinas que te hacen sentir feliz mientras viajas.

El menú detrás del menú

Lee el menú detenidamente. Lo ideal es preparar las comidas en el sitio donde te estás alojando. De hecho, muchas personas prefieren alquilar cabañas, villas o apartamentos donde proveen un sitio para preparar sus comidas. Esta es una excelente alternativa no sólo para mantenerte en forma sino para ahorrar dinero. Pero si en tu caso, esta alternativa no es posible, no te preocupes. La clave es leer bien el menú y seleccionar los platos más saludables. Si tienes dudas, pregúntale al mesero o al gerente del restaurante.

Hoy en día los restaurantes ofrecen un menú variado con opciones saludables o bajas en calorías. De igual manera, te proveen platos especiales por si tienes algún tipo de alergia, como: gluten, lactosa, mariscos, nueces, entre otras. Por otro lado, si visitas un sitio que te presenta opciones muy limitadas o ninguna, usa tu sentido común.

Me explico, si vas a un restaurante italiano, pídele al mesero que te sustituya la salsa Alfredo por aceite extra virgen de oliva y especias. Las cocinas siempre tienen los ingredientes básicos (que son más saludables) a parte de las salsas regulares. Tú siempre tienes la opción de pedir tus platos con variaciones. Si vas acompañado de tu pareja pueden pedir un plato principal con pasta para compartir y ordenan una ensalada y/o aperitivo para los dos.

No te dejes llevar por lo que dice el menú. Pregunta y busca tu menú detrás del menú por opciones más saludables. Hay muchos sitios que tienen palabras con un significado distinto al que tú conoces. *¡No asumas!*

En pocas palabras, recuerda la regla básica que comparto en todos mis libros: *"Medio plato de vegetales, un cuarto de proteína y un cuarto de carbohidratos."*

Muévete con bandas o con tu propio cuerpo

Si eres una persona que te gusta estar en forma, el viajar no será algo difícil para ti porque ya tienes una serie de hábitos incorporados en tu rutina diaria. Lo único que tienes que adaptar es la forma de hacer tu entrenamiento.

Las bandas de resistencia son prácticas para viajar porque ocupan poco espacio en tu mochila o maleta y son flexibles para ser utilizadas en el cuarto de hotel, sitio donde te estés alojando, en cualquier parque o lugar al aire libre.

Por otro lado, si no te gustan las bandas o se te olvidaron, puedes utilizar el peso de tu propio cuerpo como resistencia. Al igual que con las bandas puedes hacer tu rutina desde cualquier sitio.

Estas son mis recomendaciones para obtener mejores resultados en cualquiera de las opciones que decidas realizar:

- Realiza ejercicios de estiramiento y flexibilidad antes comenzar y al finalizar la rutina.
- Deja un día de descanso entre tus rutinas de ejercicios para permitir la recuperación de los músculos.
- Aumenta el consumo de agua durante el ejercicio y todo el día, de ser necesario.
- Trata de realizar los ejercicios temprano en la mañana ya que el cuerpo y la

mente tienen más energía, enfoque y están descansados. Además, tu cuerpo va a utilizar la grasa almacenada como energía durante el entrenamiento.

El mejor oxígeno para tus células

Otra opción para mantenerte en forma y disfrutar al máximo tu viaje es realizar actividades fuera del hotel o sitio donde te estés alojando. Los deportes y actividades al aire libre te oxigenan la mente y el cuerpo, te dan más energía y sensación de bienestar porque liberan endorfinas. Al mismo tiempo, te liberan el estrés, ayudándote a mejorar la calidad del sueño y descanso nocturno durante el viaje.

Por otro lado, si vas a la playa, lo baños de agua mejoran la tonicidad de los músculos y las sales minerales tienen grandes beneficios para la piel. La exposición al sol en horarios permitidos ayuda la producción de vitamina D.

Definitivamente, es más fácil encontrar tiempo cuando haces actividades que te gustan como: caminar por la playa, en el bosque, el campo o la ciudad, correr bicicleta, esquiar, hacer deportes acuáticos, correr caballos, escalar montañas, entre otras. Además, te permitirte mejorar la comunicación y la socialización cuando lo haces en compañía de otras personas.

Recuerda siempre esto como primero y último

Si todavía estás conmigo leyendo este libro es porque definitivamente la salud y el viajar son importantes para ti. Hoy en día estamos tan ocupados tratando de cumplir con la rutina diaria que terminamos sobreviviendo en vez de viviendo.

En fin, estamos tan enfocados en hacer tareas y cumplir con nuestros hijos, la familia y el trabajo que nos olvidamos de pensar en lo que realmente queremos. Terminamos desconectados de aquello que nos apasiona, nos da satisfacción, sentido de logro.

Después de la muerte de mi madre y de mi hermano, mi vida cambió. Yo elegí ser libre de cualquier condición cardíaca, dejar de ser una estadística más en mi familia. Decidí estar en forma física, mental y espiritualmente, de vivir a plenitud y de viajar el mundo hasta que Dios quiera.

Cada mañana me levanto bien temprano antes que salga el sol a entrenar mi cuerpo, mente y espíritu. Muchas veces estoy cansada después de haberme acostado tarde la noche anterior o simplemente mi cuerpo está agotado de una semana activa. Es ahí donde recuerdo mí por qué. Lo tengo claro en mi mente, está conmigo todo el tiempo y es tan fuerte que me ayuda a salirme de la cama cuando tengo sueño y no tengo fuerzas para comenzar.

Hacer ejercicios me ayuda a tener la fortaleza de mantenerme en forma cuando decido viajar. No importa las tentaciones que vea y lo que las personas me digan, continúo con mi estilo de vida. Para mí ya es un hábito, estar en forma es parte de mí. No lo veo como una dieta, sacrificio o deber, lo veo como un privilegio. No soy fanática de marcar los músculos y tener un abdomen plano solo por el que dirán.

Mantenerme en forma o en mi estado óptimo es mi fin. Para mí es un honor cuidar y honrar el cuerpo que me fue asignado.

Nosotros somos lo que pensamos, comemos y hacemos con pasión. Así que lee, aliméntate saludablemente, ejercítate, practica algún deporte, viaja, conoce nuevas culturas y vive con pasión.

Yo elegí estar en forma, vivir a plenitud, trabajar en lo que me gusta, viajar y conocer el mundo. La vida es una, no la malgastes viviendo el sueño de otros o dejándote influenciar por otros que no tienen tu nuevo nivel de conciencia. Tú estás para elevarlos a ellos, no para que ellos te mantengan abajo.

Mi lema:

"Arriesga lo que tienes por lo que puedes ser."

En conclusión, ¿Cuáles son tus opciones?

Aquí estamos en el final de este viaje, o debería decir al comienzo de muchos viajes juntos. Lo importante es que recuerdes que esto no se trata de una dieta más, de un ajuste temporero mientras viajas, de solo ponerte en forma después de tus últimas vacaciones o de recuperarte de las fiestas que tuviste con tu familia o amigos.

Como leíste, **Viajar en Forma** no es un libro de dietas o un programa de control de peso; mucho menos un programa de entrenamientos completos para ponerte en forma. Este libro te enseña a *crear hábitos* que se convertirán en tus mejores aliados para tener el estilo de vida que tanto tú como tu familia se merecen. Por consiguiente, es primordial que tan pronto termines de leerlo, vuelvas a las páginas donde explico conceptos claves que te ayudarán a realizar tu plan de acción y lograr tu meta de mantenerte en forma mientras viajas un viaje regular o simplemente, el viaje de tu vida en esta tierra. Toma un lápiz o pluma y un papel y contesta estos puntos:

- ✓ Descubre tú por qué
- ✓ La importancia de estar en forma, ya sea que padezcas de alguna condición de salud o simplemente quieras mantener tu rutina mientras viajas.
- ✓ Consejos para mantenerte en forma: mirar tu plato, visita negocios locales, lee el menú, camina, haz ejercicios con bandas o deportes al aire libre, etc.

No olvides que tu *"por qué"* tiene que ser claro, específico y que sea una razón de peso, que te mantenga firme cuando los pequeños monstruos llamados "antojitos" o "tentaciones" vengan a visitarte a cualquier hora del día.

Recuerda que los hábitos se establecen con una rutina constante para que tu cuerpo y tu mente se adapten a ellos. Una vez están grabados en tu subconsciente, tu cuerpo te los pedirá automáticamente. Al comienzo te costará un poco más porque tu cuerpo no está acostumbrado, pero después los podrás realizar fácilmente.

La clave para que no te des por vencido es realizarlos en forma progresiva en lo que el cuerpo y tu mente se van familiarizando a ellos. Por ejemplo, si no hacías ejercicios, comienza a caminar o hacer una pequeña rutina de 15 minutos y luego vas aumentando tiempo y complejidad en la rutina. Es importante que busques un grupo de apoyo y si es posible un compañero o compañera para que ejerciten juntos. Así se darán apoyo mutuamente.

Al igual que planeas cuidadosamente los detalles de tu próximo viaje, como los pasajes, las estadías, los sitios que vas a visitar, entre otras cosas; es importante que diseñes un plan para mantenerte en forma mientras viajas. Aquí te voy a dar una guía básica y tú puedes ajustarla en base a tus necesidades:

- ✓ Verifica con la agencia de viajes o en la Internet información sobre las comidas y bebidas en el país o países que visitarás.
- ✓ Identifica restaurantes como cadena de franquicias que tú conoces en caso que las opciones de comidas no sean muy saludables o no sean de tu agrado.
- ✓ Coordina con la agencia de viajes o revisa por la Internet actividades locales al aire libre, parques, lagos, playas, montañas, etc. en los sitios que visitarás.
- ✓ Lleva contigo un set de bandas en tu mochila o maleta.
- ✓ Trae meriendas o "snacks" pequeños mientras visitas los sitios turísticos y durante los viajes de conexión en tren o automóvil. Si estás preparado, no tendrás que correr a las máquinas dispensadoras o "vending machines" o comprar comida chatarra.
- ✓ No olvides a tu mejor amiga y compañera inseparable de viaje *"El Agua."* Debes hidratarte todo el tiempo, en especial si estás a

temperaturas extremas. Recuerda no confundir hambre con sed.

Siempre ten presente que el mantenerse en forma no es sólo lucir bien o ser el mejor atleta, sino tener la capacidad de vivir la vida a plenitud y a la máxima expresión de tu ser. De tener la habilidad de ser independiente y hacer las cosas básicas en tu diario vivir, como vestirte, colocarte los zapatos, agacharte, ir de comprar caminando libremente, etc. Esto parece tonto ahora, pero con el tiempo y según envejezcas, estas habilidades te pasarán factura y te acordarás de este libro.

Nunca es tarde para comenzar a vivir como te mereces y lograr el estado óptimo de salud. La clave es comenzar ahora. Si ya lo estás haciendo, ¡felicidades! Sigue adelante y no te rindas porque no es lo mismo viajar y disfrutarte todas las actividades libremente que el hacerlo dependiendo de un dispositivo electrónico o con alguna incapacidad de tu cuerpo que te limite.

Para terminar, si quieres entender tu cuerpo y tener una guía de cuáles ejercicios te pueden ayudar a mantenerte en forma mientras viajas y en tu rutina diaria, te sugiero que leas mi libro *"Resistencia vs Cardio: Rompe el mito para adelgazar."* Aquí aprenderás a conocer tu cuerpo, entender porque las dietas no funcionan y ver cuál tipo de ejercicios son los correctos para ti.

Recuerda que viajar te ayuda a mejorar tu salud física, mental y espiritual. Así que ponte los tenis, agarra tu mochila y dedícate a conocer el mundo.
Te deseo lo major,

¡Buen viaje!

Berenice Suárez

Otros Libros

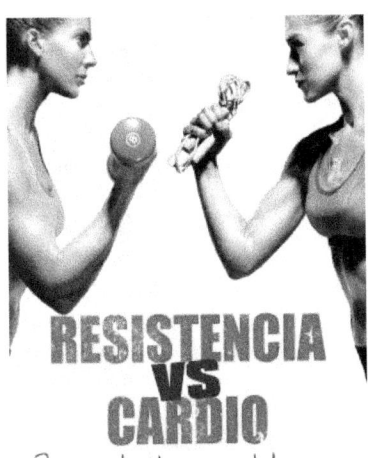

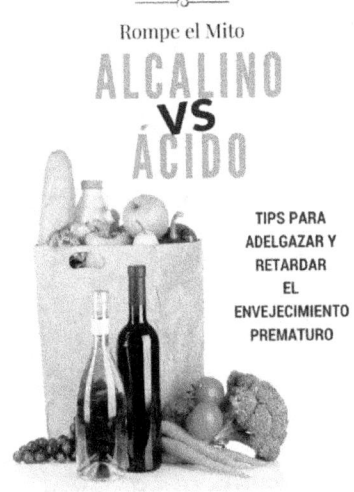

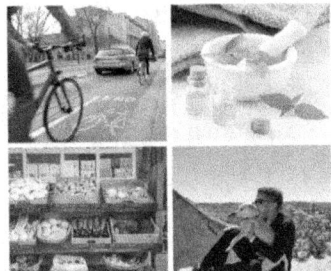

Por Floribel Merced

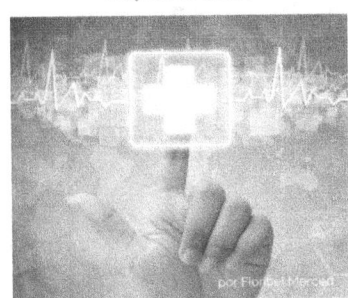

¡Haz clic aquí o al libro para leer más!

¿Me puedes ayudar?

Si te ha gustado mi libro y te ha sido de ayuda, ¿Podrías tomarte tres minutos y enviarnos un comentario sencillo sobre este libro a nuestro email: _bereyflori@gmail.com_? ¡Espero que sea uno bueno! En serio, solo quiero tu sinceridad.

Esto es un gran favor para mí. Con tu respuesta me ayudas a mejorar los contenidos y tutoriales par un futuro.

Si además, quieres aparecer en la página de venta del libro, adjunta en tu email una imagen tuya y confírmanos que tenemos permiso para publicar tu testimonio.

Colocaremos tus comentarios en la página y si tienes un blog o fan page, enlazaré tu web (no olvides enviarme el link) para enviarte algo de tráfico. Esto te ayudará también a llevarte algunas visitas extras de los que deseen visitarte. **Es nuestra forma de crear comunidad y agradecer tu compra.**

Para que el testimonio sea realmente útil céntrate en dar datos objetivos y muy concretos: lo que aprendiste, lo que vas a hacer ahora y a quién le recomendarías este libro. Por favor, sé 100% sincero. Envía tu información a *bereyflori@gmail.com*

Nuevamente, ¡Mil gracias!

Berenice Suárez

Referencias

Capdevilla, N. (2014, enero 14). Los beneficios de los viajes para la salud; conoce lo bueno de viajar. Recuperado de http://www.laopinion.com/2014/01/13/los-beneficios-de-los-viajes-para-la-salud-conoce-lo-bueno-de-viajar/

Emanuel. (2013, octubre 29). Los beneficios de viajar – Infografía. Recuperada de http://www.kaplaninternational.com/spa/blog/los-beneficios-de-viajar-infografia/

¡Haz tus maletas! Viajar trae importantes beneficios a tu salud. (n.d.). Recuperado octubre 1, 2015, de http://doctorweb.org/noticias/haz-tus-maletas-viajar-trae-beneficios-a-tu-salud

Piernas, A. (s.f.). Increíbles beneficios que genera el viajar para la salud. Recuperado octubre 10, 2015, de http://www.imujer.com/mundo/6244/increibles-beneficios-que-genera-el-viajar-para-la-salud

Smeets, T. (s.f.). 16 Reasons Why Travel Is Good For You. Recuperado octubre 12, 2015, de http://blog.easytobook.com/benefits-of-travelling/

Suárez, B. (2015, julio 19). Resistencia vs Cardio: Rompe el mito para adelgazar (Spanish Edition) Kindle Edition. Recuperado de http://amzn.to/1QieMh5